TABLEAUX SYNOPTIQUES

POUR LES

ANALYSES MÉDICALES

TABLEAUX SYNOPTIQUES (Collection Goupil)

18 vol. in-16, avec figures, cart. Prix de chaque volume..... 1 fr. 50

BARRAL (E.). — Tableaux synoptiques de Minéralogie. 1903, 1 vol.
in-16, avec 44 fig., cart.................................... 1 fr. 50
BROQUIN (L.). — Tableaux synoptiques pour les Analyses médicales.
1903, 1 vol. in-16, avec fig., cart......................... 1 fr.
DREVET. — Tableaux synoptiques pour l'analyse des Urines.
2e *édition*. 1901, 1 vol. in-16, avec 25 fig., cart........... 1 fr. 50
DUPONT (A.). — Tableaux synoptiques de Bactériologie médicale.
1901, 1 vol. in-16, cart.................................... 1 fr. 50
GOUPIL (B.-P.). — Tableaux synoptiques pour l'analyse des Vins,
vinaigres, bières et cidres. 1900, 1 vol. in-16, avec fig., cart. 1 fr. 50
— Tableaux synoptiques pour l'analyse de l'Eau. 1900. 1 vol. in-16,
avec fig., cart... 1 fr. 50
— Tableaux synoptiques pour l'examen bactériologique de l'Eau.
1902, 1 vol. in-16 avec 14 fig., cart....................... 1 fr. 50
— Tableaux synoptiques pour l'analyse du Lait, du Beurre et des
Fromages. 1900, 1 vol. in-16 de 75 p., avec fig., cart...... 1 fr. 50
— Tableaux synoptiques pour l'analyse des Engrais. 1900, 1 vol.
in-16 de 75 p., cart....................................... 1 fr. 50
MANGET (Ch.). — Tableaux synoptiques pour l'examen des Tissus
et l'analyse des fibres textiles. 1902, 1 vol. in-16 de 78 p., avec
10 fig., cart.. 1 fr. 50
— Tableaux synoptiques pour l'analyse et l'examen des Conserves
alimentaires. 1902, 1 vol. in-16 de 88 p., 13 fig., cart..... 1 fr. 50
— Tableaux synoptiques pour l'inspection des Viandes. 1903, 1 vol.
in-16 de 88 p., avec 17 fig., cart......................... 1 fr. 50
— Tableaux synoptiques des Champignons comestibles et vénéneux.
1903, 2 tomes en 1 vol. in-16 avec 6 pl. col. et 30 fig., cart.. 3 fr. »
MARION (F.) et MANGET. — Tableaux synoptiques pour l'analyse
des Farines. 1901, 1 vol. in-16 de 72 p., avec 16 fig., cart.. 1 fr. 50
MONTAGARD. — Tableaux synoptiques de Viticulture. 1903, 1 vol.
in-16, avec fig., cart...................................... 1 fr. 50
— Tableaux synoptiques de Vinification. 1903, 1 vol. in-16, avec fig.,
cart... 1 fr. 50
VALÉRY (Ch.). — Tableaux synoptiques pour la pratique des Au-
topsies. 1902, 1 vol. in-16 de 71 p., avec 13 fig., cart..... 1 fr. 50

LIBRAIRIE J.-B. BAILLIÈRE ET FILS

BESSON. — **Technique microbiologique et sérothérapique.** 2e *édition*. 1902, 1 vol. in-8, avec 289 fig. noires et coloriées..... 12 fr.
ENGEL (R.). — **Traité élémentaire de Chimie.** 1895, 1 vol. in-8, avec
200 fig... 8 fr.
FELTZ (L.). — **Guide pratique pour les Analyses de Bactériologie
clinique.** 1898, 1 vol. in-18 avec 111 fig. noires et col., cart.. 3 fr.
MACÉ (E.). — **Traité pratique de Bactériologie.** 1 vol. gr. in-8, avec
300 fig. noires et coloriées................................ 16 fr.
— **Atlas de Microbiologie.** 1898, 1 vol. gr. in-8, 60 pl. color. (8 cou
leurs), cart.. 32 fr.

7086-03. — Corbeil. Imprimerie Éd. Crété.

TABLEAUX SYNOPTIQUES

POUR LES

ANALYSES MÉDICALES

SANG, SUC GASTRIQUE, CALCULS BILIAIRES

PAR

L. BROQUIN

PHARMACIEN DE 1ʳᵉ CLASSE, LICENCIÉ ÈS SCIENCES

Avec 6 figures dans le texte

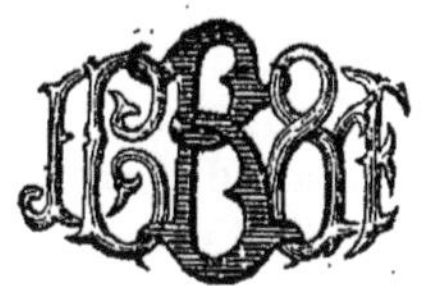

PARIS

LIBRAIRIE J.-B. BAILLIÈRE ET FILS

19, rue Hautefeuille, près du Boulevard Saint-Germain

1903

I. — GÉNÉRALITÉS

I. — SOLUTIONS ET RÉACTIFS

Employés dans les diverses analyses.

ACIDES.........
- Minéraux ....
  - Acide sulfurique.
  - — chlorhydrique.
  - — azotique.
- Organique.... | Acide acétique.

ALCALIS ....
- Ammoniaque.
- Potasse caustique.
- Soude caustique.
- Lessive de soude.

DISSOLVANTS NEUTRES.
- Alcool à 95°.
- Éther rectifié.
- Chloroforme.
- Eau distillée.

SOLUTIONS TITRÉES.
- Solution normale d'acide sulfurique.
- — titrée d'urée.
- — — de glucose.
- — décime normale de soude.
- — Liqueur de Fehling.
- — décime normale d'azotate d'argent.
- — titrée d'acétate d'urane.

SOLUTIONS AQUEUSES.
- Solution de chlorure de baryum.
- — de sulfocyanate d'ammoniaque.
- — de chromate de potasse.
- — d'acétate de soude acétique.
- — de ferrocyanure de potassium.
- — d'hypobromite de soude.
- — de nitrate acide de mercure.
- — de chlorure de sodium.
- — de perchlorure de fer officinal.

1. — SOLUTIONS ET RÉACTIFS (*Suite*).

SOLUTIONS ALCOOLIQUES.	Solution de phénol-phtaléine.

SELS..............
- Chlorure de sodium.
- Sulfate de soude.
- Iodure de potassium.
- Iode.
- Chlorure de baryum.
- Chlorhydrate d'ammoniaque.
- Sulfate de magnésie.
- Carbonate de baryte.
- Sulfocyanate d'ammoniaque.
- Fer pur.
- Azotate d'argent.
- Chromate de potasse.
- Carbonate de chaux pur précipité.
- Acétate d'urane.
- — de soude.
- Phosphate de soude.
- Ferrocyanure de potassium.
- Brome.
- Urée.
- Mercure.
- Sulfate de cuivre.
- Tartrate double de potasse et de soude.
- Glucose.
- Phloroglucine.
- Vanilline.
- Phénol.
- Carbonate de soude.

RÉACTIFS SPÉCIAUX.
- Réactif de Gunzburg.
- Liqueur de Fehling.

II. — APPAREILS NÉCESSAIRES

Pour effectuer les diverses opérations analytiques

Appareils gradués.
{ Burette de Mohr.
{ Thermomètre.

EN VERRE....

Appareils jaugés.
Ballon jaugé de 1 000^{cc}.
— — de 500^{cc}.
— — de 200^{cc}.
— — de 100^{cc}.
— — de 50^{cc}.
Pipette jaugée de 50^{cc}.
— — de 25^{cc}.
— — de 10^{cc}.
— — de 2^{cc}.
— — de 1^{cc}.

Appareils divers.
Ballons.
Fioles à fond plat.
Éprouvettes à pied.
Vases à précipitations chaudes de 100^{cc} à 200^{cc}.
Vases à précipiter ordinaires de 100^{cc} à 300^{cc}.
Entonnoirs.
Tubes à essais.
Agitateurs.
Flacon laveur (pissette).

EN PORCELAINE..............
Capsules à fond rond de 300^{cc} à 50^{cc}.
— — plat de 300^{cc} à 10^{cc}.
Triangle en terre de pipe.

II. — APPAREILS NÉCESSAIRES (*Suite*).

EN MÉTAL..................
- Balance sensible au milligramme.
- Étuve de Gay-Lussac.
- Bain-marie à niveau constant.
- Capsule de platine ou de nickel de 6 à 7 centimètres de diamètre.
- Pince.
- Support pour burette.
- Bec de Bunsen.
- Support du bec de Bunsen.
- Microscope.

EN BOIS....................
- Pinces.
- Supports pour tubes à essai.

APPAREILS SPÉCIAUX........
- Hématimètre Hayem-Nachet.
- Hématoscope d'Hénocque.
- Tube de Will et Warentrapp.
- Exsiccateur à acide sulfurique.

PAPIER A FILTRER..........
- Papier blanc ordinaire.
- — Berzélius.

III. — **PRÉCAUTIONS A PRENDRE**

Concernant les diverses opérations usitées dans les analyses.

OPÉRATIONS A EFFECTUER.

1. Pulvérisation.
2. Précipitation.
3. Séparation des précipités.. { 1. Décantation. 2. Filtration. }
4. Lavage.
5. Évaporation.
6. Dessiccation.
7. Calcination.
8. Pesées.

---

1. PULVÉRISATION. — S'effectue dans un mortier, soit en verre, soit en porcelaine.

2. PRÉCIPITATION. —

Se fait au moyen de réactifs solides, liquides ou gazeux.

Est favorisée par l'agitation.

Dans tous les cas, on doit s'assurer que la précipitation est complète, en versant dans la liqueur éclaircie par le repos I goutte du réactif employé pour l'obtenir.

D'autre part, on doit éviter un trop grand excès de réactif, qui, dans certains cas, peut redissoudre une partie du précipité.

On opérera à froid ou à chaud, suivant le mode indiqué.

III. — PRÉCAUTIONS A PRENDRE (*Suite*).

3. SÉPARATION DES PRÉCIPITÉS.

1. Décantation.

Se fait sur un filtre qui retient les parcelles du précipité qui peuvent être entraînées.

Se fait généralement en plusieurs fois.

Pour permettre au précipité de se rassembler plus facilement, on peut tenir le vase légèrement incliné au moyen d'une cale.

On facilitera la décantation en versant le liquide le long d'un agitateur en verre placé au-dessus de l'entonnoir contenant le filtre.

2. Filtration.

On se servira toujours de papier à filtrer blanc.

Dans les cas où on se proposera de peser un précipité après calcination, on emploiera le papier dit Berzélius qui ne laisse qu'un poids de cendres négligeable, inférieur, dans tous les cas, aux erreurs d'expérience.

L'entonnoir doit toujours dépasser un peu le filtre qui aura un diamètre d'environ 10 à 11 centimètres.

Pour entraîner le précipité qui peut rester adhérent au vase, on se sert d'un agitateur en verre dont l'extrémité est garnie d'un petit bout de tube de caoutchouc que l'on a retourné de l'intérieur vers l'extérieur, et que l'on a soigneusement nettoyé.

On rassemblera le précipité au fond du filtre au moyen d'un jet de pissette.

III. — **PRÉCAUTIONS A PRENDRE** (*Suite*).

4. LAVAGE

Cette opération consiste à entraîner toutes les matières dissoutes dans les liquides qui baignent le précipité.

Le lavage se fait en général à l'eau : Froide ou chaude, suivant les cas. Employer chaque fois le moins de liquide possible. Laisser chaque fois ce liquide s'écouler complètement, avant d'en ajouter une nouvelle quantité.

Il est indispensable de continuer les lavages jusqu'à ce que les liqueurs entraînées ne contiennent plus de traces de matières étrangères.

On reconnaîtra que les liqueurs ne contiennent pas de traces de matières étrangères au moyen d'un réactif approprié.

5. ÉVAPORATION

S'effectuera à l'aide d'un bain-marie dans le cas où cela sera indiqué.

Dans d'autres cas, pour activer l'évaporation ou éviter l'altération que pourrait causer la chaleur à certains principes contenus dans le produit à analyser, on emploiera le vide obtenu au moyen d'une trompe.

Pour se servir de cet appareil, on relie au moyen d'un tube en caoutchouc épais, dit caoutchouc à vide, la trompe à l'appareil dans lequel on se propose de faire le vide. Cet appareil sera en verre assez épais pour être capable de résister à la pression atmosphérique. Quand l'opération sera terminée, on séparera d'abord la trompe de l'appareil, puis on fermera le robinet amenant l'eau à la trompe.

III. — PRÉCAUTIONS A PRENDRE *(Suite)*.

6. DESSICCATION...

Pour les dessiccations à chaud, on emploiera l'étuve de Gay-Lussac, que l'on remplira : D'eau ou d'huile, Suivant les températures que l'on voudra atteindre.

Dans certains cas, on desséchera au moyen d'un bain de sable.

Le corps en expérience sera considéré comme desséché, lorsque, pesé à plusieurs reprises à un quart d'heure d'intervalle, il ne variera plus de poids.

7. CALCINATION...

Se fait en général dans un creuset de platine ou de porcelaine, que l'on pose sur un triangle en terre de pipe et que l'on chauffe avec un bec Bunsen.

Il faut chauffer d'abord doucement pour éviter les projections et les pertes de substance.

On incinérera d'abord le filtre séparé du précipité ; on régénérera les cendres avec 1 ou II gouttes d'acide sulfurique ou d'eau régale, on évaporera à sec avec précaution, puis on ajoutera le précipité et on calcinera à la température indiquée.

8. PESÉES.........

Les pesées seront faites par méthode de double pesée.

Dans aucun cas, les pesées ne doivent être faites lorsque le creuset ou la capsule sont encore chauds.

Les vases chauds doivent être placés :

Sous une cloche contenant un peu d'acide sulfurique,

Ou dans un exsiccateur à acide sulfurique ou à chlorure de calcium.

II. — SANG

I. — ÉLÉMENTS NORMAUX ET CARACTÈRES A DÉTERMINER DANS L'ANALYSE D'UN SANG.

RECHERCHE HISTOLOGIQUE. } Numération des globules.

DOSAGES A EFFECTUER. {
1. Fibrine.
2. Globules humides et plasma.
3. Hémoglobine. { 1. Dosage optique. 2. Dosage chimique.
4. Résidu sec à 100°.
5. Cendres.
6. Chlorures.
7. Phosphates.
8. Sulfates.
9. Urée.
10. Glucose.

RECHERCHE MICROCHIMIQUE. } 11. Examen de taches sanglantes.

II. — NUMÉRATION DES GLOBULES

SOLUTIONS ET RÉACTIFS.

1. **Sérum de Hayem.**
- Eau distillée.............. 200cc
- Chlorure de sodium......... 7 gr.
- Sulfate de soude.......... 5 gr.
- Solution iodo-iodurée..... 4cc

2. **Solution iodo-iodurée.**
- Eau distillée............. 200cc
- Iodure de potassium...... 25 gr.
- Iode métalloïde......... en excès.

APPAREIL. | Hématimètre Hayem-Nachet (fig. 1).

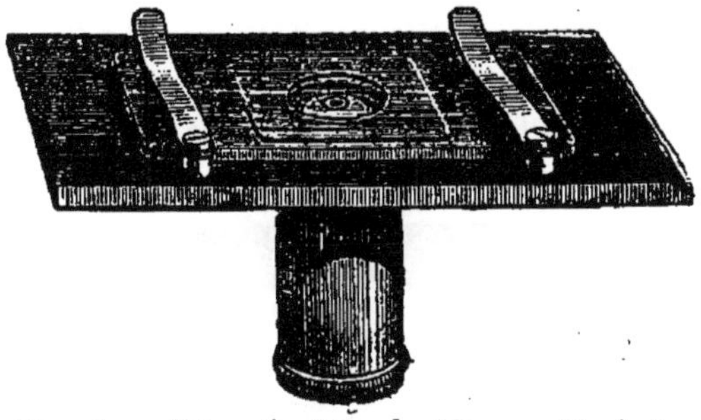

Fig. 1. — Hématimètre de Hayem-Nachet.

MODE OPÉRATOIRE.

1. Mesurer au moyen de la pipette spéciale 500 millimètres cubes de sérum artificiel. Les verser dans le petit godet qui accompagne l'appareil.

2. Laver avec soin le doigt de la personne à laquelle on veut faire la numération. Faire une légère piqûre à la pulpe au moyen d'une aiguille flambée.

3. Aspirer la gouttelette de sang au moyen de la pipette capillaire portant les volumes de 2; 2,5; 4 et 5 millimètres cubes (prélever 2 millimètres cubes).

II. — **NUMÉRATION DES GLOBULES** (*Suite*).

MODE OPÉRATOIRE (*Suite*).

4. Faire couler aussitôt le sang dans le godet contenant le sérum artificiel.

5. Aspirer deux ou trois fois un peu du sérum déjà mesuré, pour rincer la pipette.

6. Agiter pour rendre le mélange homogène (son titre est alors à 1 p. 250).

7. Déposer une goutte de sang ainsi dilué dans la cuvette de la lame porte-objet spéciale. Couvrir d'une lamelle.

8. Examiner la préparation après avoir placé sur le microscope l'oculaire muni d'une glace quadrillée qui accompagne l'appareil.

9. Compter les globules contenus dans les vingt petits carrés délimités par la glace quadrillée (fig. 2).

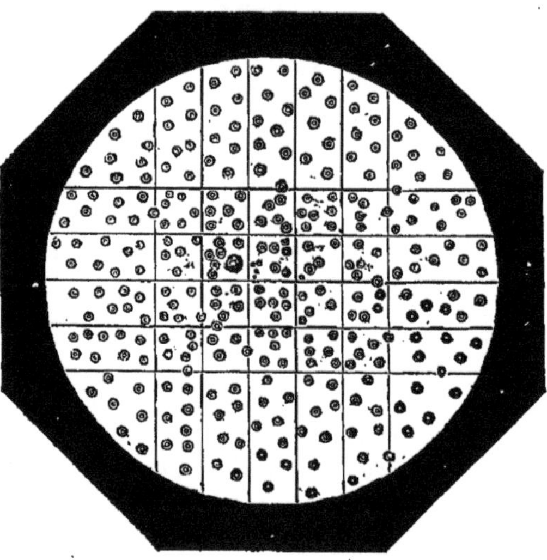

Fig. 2. — Aspect de la préparation du sang vu au microscope.

II. — **NUMÉRATION DES GLOBULES** (*Suite*).

CALCUL.

Soit n le nombre de globules trouvés. On aura :

$n \times 125 = n'$, nombre de globules pour 1 millimètre cube de sang dilué,

et

$n' \times 250 = N$, nombre de globules pour 1 millimètre cube de sang examiné.

INTERPRÉTATION DU RÉSULTAT.

Sexe masculin.

Sexe féminin.

AGE.	NOMBRE MOYEN DES GLOBULES ROUGES pour 1 millimètre cube de sang.
4 à 8 jours......	5.769.500
5 ans...........	4.950.000
19 à 22 ans......	5.600.000
25 à 30 ans......	5.340.000
50 à 52 ans......	5.137.000
82 ans..........	4.174.700
1 à 14 jours.....	5.560.800
2 à 10 ans......	5.120.000
15 à 28 ans......	4.820.000
22 à 31 ans...... (grossesse à 6 mois).	5.010.000
41 à 61 ans......	4.600.000

III. — **FIBRINE.**

DOSAGE DE LA FIBRINE A. Gautier

RÉACTIFS. { Alcool à 90°.
{ Éther rectifié.

APPAREILS { Étuve à 110°.
{ Petit balai formé d'une branche d'osier divisée en
sept ou huit brins.

MODE OPÉRATOIRE

1. Tarer ensemble à 0^{gr},01 près un vase de verre étroit et le petit balai d'osier.
2. Recevoir dans le vase 40 à 50^{cc} de sang au sortir de la veine, et battre avec le balai jusqu'à ce que la fibrine soit complètement formée.
3. Prendre le poids du vase plein de sang, y compris le brin d'osier; par différence avec la tare, on aura le poids du sang en expérience.
4. La fibrine étant complètement coagulée après cinq ou six minutes, jeter le sang battu sur un morceau de toile placé dans un entonnoir.
5. Détacher mécaniquement les parcelles de fibrine adhérentes au balai, les réunir à celles restées sur la toile.
6. Laver la fibrine avec de l'eau sur la toile.
7. Faire un nouet de la toile et mettre tremper dans un courant d'eau en malaxant de temps en temps pour enlever la matière colorante.
8. Essorer le nouet en le pressant; le plonger pendant un quart d'heure environ dans de l'alcool fort, répéter deux ou trois fois l'opération.
9. Laver ensuite de la même façon avec de l'éther.
10. Ouvrir le nouet; recueillir, en s'aidant d'une loupe, les filaments de fibrine au moyen d'une petite pince. Les placer dans un verre de montre.
11. Sécher à l'étuve à 110°. Peser.

L. BROQUIN. — *Analyses médicales.*

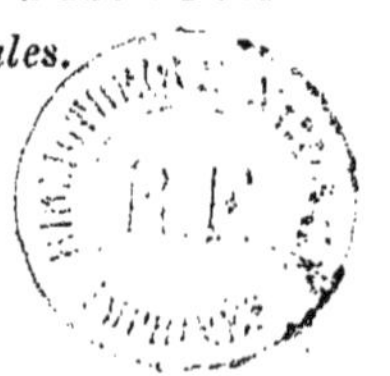

2

IV. — GLOBULES HUMIDES ET PLASMA.

RÉACTIFS ET SOLUTIONS.
1. Acide sulfurique pur.
2. Acide chlorhydrique.
3. Solution de chlorure de baryum. (Chlorure de baryum. 10 gr. / Eau distillée........ 100^{cc}

OBSERVATION.
Les deux essais indiqués doivent être menés de front (4).

MODE OPÉRATOIRE.
1. Verser dans un ballon de 1 500^{cc}, 1 000^{cc} d'eau distillée.
2. Ajouter par petites portions 60 grammes d'acide sulfurique.
3. Mélanger par agitation. Laisser refroidir.
4. Introduire dans deux verres à précipitations chaudes 20^{cc} de la solution sulfurique.
5. Ajouter dans chacun des deux verres X gouttes d'acide chlorhydrique.
6. Porter à l'ébullition.
7. Verser la solution de chlorure de baryum jusqu'à ce qu'une goutte ne détermine plus de précipité (éviter un trop grand excès).
8. Couvrir les vases dans lesquels se fait la précipitation. Laisser six heures à l'étuve à 70°.
9. Filtrer sur un filtre Berzélius sans plis.
10. Laver le précipité sur les filtres avec de l'eau distillée jusqu'à ce qu'une goutte d'acide sulfurique ne produise plus de trouble dans les eaux de lavage.
11. Dessécher les filtres dans l'étuve à 100°.
12. Incinérer les filtres, séparés du précipité, dans une capsule tarée. Laisser refroidir. Ajouter dans chaque capsule IV gouttes d'acide azotique et I goutte d'acide sulfurique.

IV. — GLOBULES HUMIDES ET PLASMA (*Suite*).

MODE OPÉRATOIRE (*Suite*).

13. Chauffer doucement pour évaporer les acides. Ajouter les précipités. Calciner au rouge sombre.
14. Laisser refroidir à l'exsiccateur. Peser.

CALCUL.

Si les poids de sulfate de baryte donnés par les deux essais sont sensiblement égaux : en faire la somme et diviser par 2. On aura une moyenne p.

$$\frac{p \times 0,3429 \times 1\,000}{20} = \text{Poids d'acide sulfurique}$$

pur p. 1 000.

Soit P ce poids d'acide pour 1 000^{cc} :

$$\frac{P}{0,040} = \text{Volume que doit occuper la solution}$$

pour avoir le titre normal. Par conséquent :

15. Mesurer 1 000^{cc} de la solution sulfurique et y ajouter autant de centimètres cubes d'eau distillée qu'en indiquera le nombre pris à partir des centaines.

Par exemple, si on a 1 234, on ajoutera 234^{cc} d'eau distillée.

IV. — GLOBULES HUMIDES ET PLASMA (*Suite*).

DOSAGE DES GLOBULES HUMIDES ET DU PLASMA (A. Gautier).

SOLUTIONS ET RÉACTIFS.

1. Solution.
   Chlorhydrate d'ammoniaque pur et sec .... 16 gr.
   Sulfate de magnésie ...... 12 gr.
   Eau distillée. Q. S. pour 1 000cc

2. Solution normale d'acide sulfurique (Voy. p. 18).

3. Solution décinormale de soude.
   Soude pure .... 4 gr.
   Eau distillée. Q. S. pour 1 000cc

4. Carbonate de baryte précipité.

5. Solution alcoolique de phtaléine du phénol.

6. Glace.

APPAREILS.

Tube de Will et Varentrapp.
Burette de Mohr.

MODE OPÉRATOIRE.

1. Prélever 30cc de la solution de chlorhydrate d'ammoniaque, les placer dans un verre de Bohème étroit.

2. Tarer le tout à $0^{gr},01$ près.

3. Placer le vase dans de la glace pilée grossièrement. Laisser refroidir 15 minutes environ.

4. Recevoir alors dans le vase 25 à 30cc de sang au sortir de la veine.

5. Essuyer le vase avec soin et repeser. La différence de poids donnera le poids du sang en expérience.

6. Replacer le tout dans la glace et abandonner au repos cinq ou six heures.

7. Préparer un filtre sans plis, le tarer sec (poids p). Le mouiller avec la solution saline de chlorhydrate d'ammoniaque. Essorer sans pression entre les plis d'un quadruple papier à filtre ordinaire ; peser à nouveau. Noter le poids p' dont le filtre a augmenté.

IV. — **GLOBULES HUMIDES ET PLASMA** (*Suite*).

MODE OPÉRATOIRE
Suite).

8. Placer le filtre ainsi doublement taré dans un entonnoir entouré de glace. On y décante le contenu du vase, dans lequel il ne s'est pas produit de coagulation et où les globules ont gagné le fond de la solution saline.

9. Le plasma, si on a bien opéré, filtre à peine teinté en jaune légèrement rosé. Les globules restent sur le filtre.

10. Les laver deux fois avec la solution saline refroidie à 0°, l'entonnoir étant couvert.

11. Quand le contenu du filtre n'est plus trop diffluent, ouvrir le filtre; l'étendre sur un lit épais de papier à filtrer sec. Couvrir d'un vase de verre pour empêcher l'évaporation.

12. Au bout d'une demi-heure, peser. On obtient un poids P.

13. Prendre le filtre et son contenu, tel qu'il vient d'être pesé; introduire le tout dans un vase à précipitations chaudes de 150^{cc} environ.

14. Ajouter 50^{cc} environ d'eau distillée; chauffer; maintenir à l'ébullition pendant cinq minutes environ.

15. Filtrer. Laver avec soin le coagulum resté sur le filtre. Recueillir les eaux de lavage.

16. Introduire le filtratum et les eaux de lavage dans un petit ballon de 250^{cc} environ.

17. Ajouter quelques grammes de carbonate de baryte.

18. Adapter au ballon, au moyen d'un bon bouchon, un tube de Will et Varentrapp contenant 10^{cc} d'acide sulfurique normal.

19. Porter avec précaution à l'ébullition.

IV. — **GLOBULES HUMIDES ET PLASMA** (*Suite*).

MODE OPÉRATOIRE (*Suite*).

20. Recueillir les vapeurs ammoniacales dans l'acide titré, jusqu'à ce qu'une goutte du distillatum ne bleuisse plus le papier de tournesol rouge.

21. Détacher le tube de Will et Varentrapp. Introduire son contenu dans un verre à précipiter. Laver soigneusement le tube avec de l'eau distillée ; joindre les eaux de lavage au premier liquide recueilli.

22. Ajouter IV gouttes de la solution de phénolphtaléine.

23. Verser au moyen de la burette de Mohr la solution décinormale de soude jusqu'à coloration rosée persistant quelques instants.

CALCUL.

Soit n le nombre de centimètres cubes de solution de soude employés ; sachant à combien d'acide sulfurique correspond 1^{cc} de la solution de soude, soit T, on aura :

$$[0,04 - (T \times n)]\,0,017 = \text{Ammoniaque de la prise d'essai.}$$

On convertit ce chiffre en chlorhydrate d'ammoniaque en le multipliant par 3,1470.

Ce poids p du chlorhydrate d'ammoniaque permettra de calculer la quantité de liqueur saline interposée entre les globules, sachant que 16 gr. de ce sel correspondent à $1\,000^{cc}$ de solution.

La différence entre le poids P et le poids de solution saline donnera le poids des globules humides.

On rapportera cette quantité à 1 000 gr. de sang en multipliant par un facteur approprié.

V. — HÉMOGLOBINE.

1. — DOSAGE OPTIQUE DE L'HÉMOGLOBINE (Hénocque).

APPAREIL. | Hématoscope d'Hénocque (fig. 3).

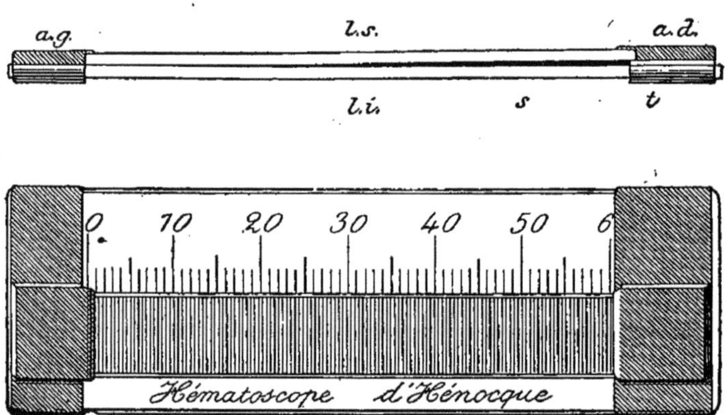

Fig. 3. — Hématoscope.

DESCRIPTION DE L'APPAREIL.

L'appareil se compose :

1° De deux lames de verre rectangulaires et planes superposées de façon que, se touchant par le côté droit, elles s'écartent du côté opposé de 300 millièmes de millimètre.

2° D'une échelle graduée sur porcelaine qui porte deux divisions. Celle du haut indique la distance des lames en millièmes de millimètre.

La seconde division, placée au-dessous de la première, est telle que ses chiffres indiquent directement en grammes la quantité d'oxyhémoglobine, calculée à l'état sec, contenue dans 100^{cc} de sang étudié.

V. — **HÉMOGLOBINE** (*Suite*).

MODE OPÉRATOIRE.

1. Faire une piqûre au bout du doigt, au moyen d'une aiguille flambée.
2. Faire écouler le sang et introduire IV à V gouttes entre les lames de l'instrument où elles pénètrent par capillarité.
3. Faire coïncider l'échelle de la plaque d'émail et celle de l'appareil.

LECTURE DU RÉSULTAT.

On pourra lire d'autant plus de lettres et de chiffres que le sang sera moins chargé en hémoglobine. Si par exemple on lit :

En lettres : *Hématoscope d'Hén*,

En chiffres : 14, 13, 12, 11, 10, 9, 8,

En millimètres : de 0 à 43,

Le sang en expérience contiendra 8 grammes d'hémoglobine pour 100 grammes de sang.

V. — **HÉMOGLOBINE** (*Suite*).

2. — **DOSAGE CHIMIQUE** (Lapicque).

SOLUTIONS ET RÉACTIFS.

Acide sulfurique pur.
Acide azotique pur.

Solution de sulfocyanate d'ammoniaque . Sulfocyanate d'ammoniaque .... 20 gr.
Eau distillée. Q. S. pour 100ᶜᶜ.

Fer pur (fil de clavecin).

MODE OPÉRATOIRE.

1. Prélever 2 grammes de sang. Introduire dans un ballon de 100ᶜᶜ environ.
2. Ajouter 3ᶜᶜ d'acide sulfurique. Chauffer doucement pour chasser l'eau.
3. Laisser refroidir. Ajouter quelques gouttes d'acide azotique. Chauffer.
4. Répéter l'opération jusqu'à ce qu'on obtienne une liqueur limpide jaune verdâtre.
5. Ajouter un peu d'eau distillée ; faire bouillir quelques minutes.
6. Laisser refroidir. Amener au volume de 40ᶜᶜ avec de l'eau distillée.
7. Ajouter 10ᶜᶜ de la solution de sulfocyanate d'ammoniaque. Agiter. Prélever 10ᶜᶜ de la solution dans un tube à essai.
8. Comparer l'intensité de coloration avec une gamme de teintes obtenues de la façon suivante :
9. Peser 5 centigrammes de fil de fer pur (fil de clavecin).
10. Introduire dans un petit ballon de 60ᶜᶜ. Ajouter 25ᶜᶜ d'eau et 1ᶜᶜ d'acide sulfurique.
11. Chauffer légèrement jusqu'à dissolution complète. Laisser refroidir.

. — HÉMOGLOBINE (*Suite*).

<table>
<tr><td rowspan="1">MODE
OPÉRATOIRE
(Suite).</td><td>

12. Verser dans un vase jaugé de 50^{cc}. Compléter le volume avec de l'eau distillée (1^{cc} = 0^{gr},001 de fer.

13. Prélever 1^{cc} de la solution. Introduire dans un vase jaugé de 50^{cc}. Ajouter 5^{cc} de la solution de sulfocyanate d'ammoniaque. Compléter le volume à 50^{cc} avec de l'eau distillée.

14. Opérer de même pour avoir des solutions contenant :

0^{gr},0009 ; 0^{gr},0008 ; 0^{gr},0007, etc... jusqu'à 0^{gr},0001 de fer.

15. Prélever 10^{cc} de ces solutions ; les placer dans une série de tubes à essai de même diamètre, bouchés et étiquetés soigneusement.

</td></tr>
</table>

<table>
<tr><td>CALCUL.</td><td>

Soit l'égalité de teinte obtenue avec un tube étalon contenant : n milligrammes de fer. On aura :

$n \times 238 = p$, poids de l'hémoglobine contenue dans 2^{cc} de sang (1).

et

$p \times 500 = A$, poids de l'hémoglobine contenue dans 1 000 grammes de sang.

</td></tr>
</table>

(1) D'après les dernières déterminations, le coefficient à adopter serait 263.

V. — HÉMOGLOBINE *(Suite)*.

INTERPRÉTA-TION DU RÉSULTAT.

Sang normal.

POIDS DE L'HÉMOGLOBINE CONTENUE DANS 1 000 GRAMMES DE SANG NORMAL.

HOMME (moyenne).	FEMME (moyenne).	AUTEURS.
gr.	gr.	
135,80	126,30	Preyer.
141,60	131,00	Leichstenstein.
137,70	125,00	Otto.
125,00	»	Quinquaud.

Sang patholo-gique.

POIDS DE L'HÉMOGLOBINE CONTENUE DANS 1 000 GRAMMES DE SANG PATHOLOGIQUE (Quinquaud).

	gr.		gr.
Diabète	144 à 109	Maladie de Bright	110 à 82
Fièvre typhoïde. { 1re sem..	127	Cirrhose du foie.	101
{ En cours.	125 à 91	Anémie.........	106 à 50
Tubercu-lose. { 1er degré.	115 à 96	Chlorose........	78 à 46
{ 2° degré.	110 à 86	Leucocythémie	
{ 3° degré.	106 à 48	cachectique...	58
Néphrite paren-chymateuse...	103 à 85	Maladie de Pott.	67 à 72
Urémie.........	107	Cancer de l'esto-mac.........	48 à 38
— chronique.	85		

VI. — RÉSIDU SEC A 110°.

DOSAGE DE L'EAU.

APPAREILS.
Bain-marie à niveau constant.
Capsule en porcelaine.
Étuve à 110°.
Exsiccateur à acide sulfurique.

MODE OPÉRATOIRE.
1. Tarer une capsule en porcelaine à fond plat de 6 à 7 centimètres de diamètre.
2. Introduire 10^{cc} environ de sang. Prendre à nouveau le poids. La différence entre les deux poids donnera le poids de sang en expérience.
3. Placer la capsule sur un bain-marie d'eau bouillante et laisser évaporer environ cinq heures.
4. Porter la capsule dans l'étuve à 110° et l'y maintenir jusqu'à ce que deux pesées, faites à un quart d'heure d'intervalle, n'indiquent plus de diminution de poids (deux heures environ).
5. Laisser refroidir à l'exsiccateur à acide sulfurique.
6. Peser.

CALCUL.
La diminution de poids p qu'aura perdu la capsule donnera la proportion d'eau contenue dans le sang de la prise d'essai.

On rapportera cette quantité à 1 000 grammes en multipliant le résultat obtenu par un facteur approprié.

VII. — **CENDRES.**

DOSAGE DES MATÉRIAUX SOLUBLES ET DES CENDRES INSOLUBLES.

APPAREILS.
{ Bain-marie à niveau constant.
Bain de sable.
Exsiccateur à acide sulfurique.

MODE OPÉRATOIRE.

1. Tarer une capsule de 125cc environ.
2. Y introduire 100cc de sang environ. En prendre à nouveau le poids. La différence des deux pesées donnera le poids du sang en expérience.
3. Évaporer à siccité au bain-marie d'eau bouillante (cette opération est très longue).
4. Terminer l'évaporation sur un bain de sable chauffé modérément d'abord, puis plus fortement, de façon à carboniser le contenu de la capsule.
5. Placer la capsule sur un triangle en terre de pipe et chauffer de façon à carboniser complètement le résidu. Laisser refroidir.
6. Pulvériser le charbon dans la capsule au moyen d'un gros agitateur en verre.
7. Ajouter 40cc d'eau distillée environ. Porter à l'ébullition.
8. Décanter les eaux d'épuisement sur un petit filtre Berzélius sans plis, recueillir soigneusement les eaux de lavage.
9. Recommencer plusieurs fois ce traitement (deux ou trois fois) (Liqueur I).
10. Introduire le petit filtre sur lequel la décantation a été faite, dans la capsule qui contient le charbon.
11. Faire sécher le tout au bain de sable, puis calciner sur un bec de Bunsen (ne pas dépasser le rouge sombre).

VII. — **CENDRES** (*Suite*).

MODE OPÉRATOIRE (*Suite*).

12. Laisser refroidir et reprendre ces cendres par l'eau comme précédemment § 7 à 9 (Liqueur II).
13. Recommencer les opérations tel qu'il est prescrit § 10 et 11.
14. Reprendre le résidu par un peu d'eau acidulée par l'acide acétique.
15. Décanter le tout sur un petit filtre sans plis. Recueillir les eaux de lavage (Liqueur III).
16. Placer le filtre et son contenu dans une petite capsule tarée.
17. Calciner au bec de Bunsen sur un triangle en terre de pipe (les cendres sont ocreuses à cause du fer de l'hémoglobine).
18. Laisser refroidir à l'exsiccateur. Peser. On obtient un poids p' (matériaux insolubles).
19. Réunir les liqueurs I, II et III dans une petite capsule tarée.
20. Évaporer à siccité au bain-marie d'eau bouillante jusqu'à ce que la capsule ne perde plus de poids.
21. Laisser refroidir à l'exsiccateur à acide sulfurique.
22. Peser. On obtient un poids p'' (matériaux solubles; conserver la capsule).

CALCUL.

Soit p' le poids des matières insolubles.

En multipliant par un facteur approprié, on rapportera à la quantité de 1 000 grammes de sang, soit P'.

Soit p'' le poids des matériaux solubles. En le multipliant par le même facteur on rapportera à 1 000 grammes, soit P'',

et

P' + P'' = P, poids des cendres de 1 000 grammes de sang.

VIII. — **CHLORURES.**

DOSAGE DES CHLORURES.

SOLUTIONS ET RÉACTIFS.

Solution titrée d'azotate d'argent.
- Azotate d'argent pur et fondu .... $2^{gr},907$
- Eau distillée. Q. S. pour $1\,000^{cc}$

1^{cc} de cette solution $= 0^{gr},0006065$ de chlore.
1^{cc} — $= 0^{gr},001$ de chlorure de sodium.

Solution de chromate de potasse.
- Chromate neutre de potasse.................. 10 gr.
- Eau distillée. Q. S. pour 100^{cc}

Acide acétique pur.
Carbonate de chaux pur précipité (exempt de chlorures).

APPAREIL. Burette de Mohr.

PRÉPARATION DE LA SOLUTION SERVANT A DOSER. Cl—P^{2}O^5—SO^3.

1. Opérer sur le résidu provenant de l'opération, § 22, p. 30.
2. Dissoudre dans 40^{cc} d'eau environ. Introduire dans un flacon jaugé de 100^{cc}.
3. Rincer la capsule avec soin, joindre les eaux de lavage à la liqueur primitive.
4. Compléter à 100^{cc}. Agiter.

VIII. — **CHLORURES** (*Suite*).

<table>
<tr><td rowspan="3">MODE
OPÉRATOIRE.</td><td>1. Prélever 10^{cc} de la solution. Introduire dans un vase à précipiter. Ajouter quelques gouttes d'acide acétique et 0^{gr},10 de carbonate de chaux.</td></tr>
</table>

MODE OPÉRATOIRE.

1. Prélever 10^{cc} de la solution. Introduire dans un vase à précipiter. Ajouter quelques gouttes d'acide acétique et 0^{gr},10 de carbonate de chaux.

2. Ajouter IV gouttes de la solution de chromate de potasse.

3. Verser au moyen de la burette de Mohr la solution titrée de nitrate d'argent jusqu'à coloration rouge orangé.

CALCUL.

Soit n le nombre de centimètres cubes de solution argentique employés, on aura :

$$n \times 0,0006065 = \text{Chlorure en poids pour la prise d'essai.}$$

On rapportera à 1 000 grammes de sang en multipliant par un facteur approprié.

INTERPRÉTATION DU RÉSULTAT.

La moyenne de chlore est de 2^{gr},536 pour 1 000 grammes de sang.

IX. — ACIDE PHOSPHORIQUE.

PRÉPARATION DES LIQUEURS TITRÉES. — LEUR TITRAGE.

SOLUTIONS ET RÉACTIFS.

1. Solution titrée d'acétate d'urane.

a { Acétate d'urane...... 52 gr.
Eau distillée.. Q. S. p. 1 000cc

1^{cc} de cette solution $= 0,005$ d'acide phosphorique.

2. Solution d'acétate de soude.

b { Acétate de soude...... 50 gr.
Acide acétique........ 50cc
Eau distillée... Q. S. p. 500cc

3. Solution titrée de phosphate de soude.

c { Phosphate de soude pur et non effleuri........ 5gr,43
Eau distillée.... Q. S. p. 500cc

4. Solution de ferrocyanure de potassium.

Ferrocyanure de potassium. 5 gr.
Eau distillée.............. 50cc

APPAREIL. | Burette de Mohr.

MODE OPÉRATOIRE.

1. Introduire dans une capsule de 200cc environ, 50cc de la solution de phosphate de soude *c*.
2. Ajouter 5cc de la solution d'acétate de soude *b*
3. Ajouter 30cc d'eau distillée environ.
4. Porter à l'ébullition.
5. Verser au moyen de la burette de Mohr la solution d'acétate d'urane *a*, jusqu'à ce qu'une goutte de liqueur portée avec un agitateur sur une goutte de solution de ferrocyanure donne une teinte chamois clair.

[On disposera une série de gouttes de solution de ferrocyanure sur une soucoupe blanche légèrement graissée.]

IX. — **ACIDE PHOSPHORIQUE** (*Suite*).

CALCUL.

Soit n le nombre de centimètres cubes de solution d'urane employés, on aura :

$$\frac{n \times 0,005}{50} = \text{Acide phosphorique p. } 1^{cc}.$$

NOTA.

Cette quantité sera le titre de la liqueur. On l'inscrira sur l'étiquette du flacon contenant la solution d'urane.

IX. — **ACIDE PHOSPHORIQUE** (*Suite*).

DOSAGE DE L'ACIDE PHOSPHORIQUE.

SOLUTIONS ET RÉACTIFS.
1. Solution titrée d'acétate d'urane (Voy. p. 33).
2. Solution d'acétate de soude (Voy. p. 33).
3. Solution de ferrocyanure de potassium (Voy. p. 33).

APPAREIL. | Burette de Mohr.

MODE OPÉRATOIRE.
1. Prélever 40^{cc} de la solution obtenue page 31.
2. Introduire dans une capsule de 200^{cc}, ajouter 5^{cc} de la solution d'acétate de soude.
3. Chauffer à la température de l'ébullition.
4. A ce moment, verser, au moyen de la burette de Mohr, la solution titrée d'acétate d'urane, en essayant fréquemment avec une baguette si la liqueur donne une coloration chamois sur une goutte de la solution de ferrocyanure de potassium. Cette teinte obtenue, s'arrêter.

CALCUL.
Soit n le nombre de centimètres cubes de liqueur d'urane employés.

Soit t le titre de la liqueur.

En multipliant t par n, on aura la quantité d'acide phosphorique contenue dans la prise d'essai.

On rapportera cette quantité à 1 000 grammes de sang en multipliant par un facteur approprié.

INTERPRÉTA-TION DU RÉSULTAT.
Le poids d'acide phosphorique (P^2O^5) est d'environ 0^{gr},70 à 0^{gr},75 pour 1 000 grammes de sang normal,

. X. — **SULFATES.**

DOSAGE DES SULFATES.

SOLUTIONS ET RÉACTIFS.

Solution de chlorure de baryum.
- Chlorure de baryum...... 10 gr.
- Eau distillée.. Q. S. pour 100^{cc}

Acide chlorhydrique pur.
Acide sulfurique pur.
Acide azotique pur.

APPAREILS.

Bain-marie à niveau constant.
Étuve à eau bouillante.
Exsiccateur à acide sulfurique.

MODE OPÉRATOIRE.

1. Mesurer avec une pipette 50^{cc} de la liqueur obtenue page 31.
2. Placer dans un verre à précipitations chaudes. Ajouter X gouttes d'acide chlorhydrique.
3. Verser la solution de chlorure de baryum avec précaution jusqu'à ce qu'une goutte ne détermine plus de précipité (éviter un trop grand excès de réactif).
4. Couvrir le vase dans lequel se fait la précipitation. Laisser quatre heures au bain-marie d'eau bouillante.
5. Filtrer sur un filtre Berzélius sans plis.
6. Laver le précipité sur le filtre avec de l'eau distillée, jusqu'à ce qu'une goutte d'acide sulfurique ne produise plus de trouble dans les eaux de lavage.
7. Dessécher le filtre à l'étuve à 100°.
8. Incinérer le filtre séparé du précipité dans une petite capsule en porcelaine tarée.
9. Laisser refroidir. Ajouter dans la capsule IV gouttes d'acide azotique et I goutte d'acide sulfurique.

X. — **SULFATES** (*Suite*).

<table>
<tr><td>

**MODE
OPÉRATOIRE
(*Suite*).**

</td><td>

10. Chauffer doucement pour évaporer les acides.
11. Laisser refroidir. Ajouter le précipité.
12. Calciner au rouge sombre.
13. Laisser refroidir à l'exsiccateur à acide sulfurique.
14. Peser.

</td></tr>
<tr><td>

CALCUL.

</td><td>

Soit p le poids de sulfate de baryte trouvé; en multipliant ce nombre par 0,34326 on aura le poids d'acide sulfurique correspondant (SO^3).

$$p \times 0{,}34326 = \text{Poids de } SO^3 \text{ correspondant}$$
$$\text{à la prise d'essai du sang.}$$

On rapportera à 1 000 grammes en multipliant par un facteur approprié.

</td></tr>
<tr><td>

**INTERPRÉTA-
TION
DU RÉSULTAT.**

</td><td>

La quantité de sulfates contenue dans le sang, exprimée en SO^3, est en moyenne de 0,55 à 0,60 pour 1 000 grammes de sang normal.

</td></tr>
</table>

XI. — URÉE.

DOSAGE DE L'URÉE.

SOLUTIONS ET RÉACTIFS.

Solution d'hypobromite de soude.
- Brome.................... 5cc
- Lessive de soude. D = 1,33. 50cc
- Eau distillée.............. 100cc

Solution de nitrate acide de mercure en partie neutralisée.

Alcool à 90°.

Acide acétique.

Solution titrée d'urée.
- Urée pure et desséchée sur l'acide sulfurique...... 1 gr.
- Eau distillée... Q. S. p. 100cc

Mercure.

Hydrogène sulfuré.

APPAREILS.

Uréomètre d'Yvon.

Bain-marie à niveau constant.

PRÉLÈVEMENT DE L'ÉCHANTILLON.

Tarer à 0gr,01 près un flacon en verre à large ouverture, fermant à l'émeri. On y recevra directement le sang destiné au dosage de l'urée. Fermer le flacon et en prendre à nouveau le poids (opérer sur 25 à 30 grammes de sang).

MODE OPÉRATOIRE.

1. Placer cinq fois environ le volume d'alcool à 90° du sang en expérience, dans un verre à précipitations chaudes. Ajouter III ou IV gouttes d'acide acétique.
2. Y verser le poids connu de sang en délayant.
3. Porter à l'ébullition. Filtrer. Laver à plusieurs reprises le précipité sur le filtre avec de l'alcool bouillant. Exprimer le résidu.
4. Évaporer à siccité au bain-marie les liqueurs alcooliques.
5. Reprendre le résidu par de l'alcool fort.
6. Évaporer de nouveau au bain-marie. Reprendre le résidu par très peu d'eau distillée (laver le filtre avec soin).

XI. — **URÉE** (*Suite*).

<table>
<tr><td rowspan="10">MODE
OPÉRATOIRE
(Suite).</td><td>

7. Ajouter à la solution du nitrate acide de mercure en léger excès. Il se forme un précipité.
8. Filtrer. Laver le précipité sur le filtre avec de l'eau.
9. Introduire le filtre et le précipité dans un verre à expériences, ajouter un peu d'eau. Délayer avec un agitateur.
10. Décomposer le précipité par un courant d'hydrogène sulfuré. Filtrer. Laver le filtre avec soin et recueillir les eaux de lavage.
11. Faire bouillir la liqueur filtrée pour chasser l'hydrogène sulfuré. Concentrer par évaporation pour avoir un volume de 5 à 6^{cc} maximum.
12. L'uréomètre, le robinet ouvert, est plongé dans son éprouvette pleine de mercure, jusqu'au-dessus du robinet. Laisser monter le mercure dans l'appareil.
13. Fermer le robinet, soulever le tube. Laisser écouler le mercure placé dans le réservoir supérieur, par une manœuvre du robinet.
14. Introduire dans la partie supérieure de l'appareil la totalité de la liqueur contenant l'urée.
15. En manœuvrant le robinet, et soulevant l'uréomètre, faire passer presque totalement la liqueur dans la partie inférieure de l'appareil.
16. Rincer le vase qui a contenu la solution d'urée avec quelques gouttes d'eau, s'en servir pour rincer la partie supérieure de l'appareil, répéter cette opération deux fois. Réunir ces liquides au premier chaque fois par une manœuvre du robinet.

</td></tr>
</table>

XI. — **URÉE** (*Suite*).

MODE OPÉRATOIRE (*Suite*).

17. Faire arriver de la même manière 5 à 6cc de la solution récente d'hypobromite de soude. L'azote de l'urée se dégage. Agiter l'appareil. Le liquide s'éclaircit (l'hypobromite étant en excès doit colorer la liqueur en jaune).

18. Porter l'instrument dans une éprouvette pleine d'eau. Attendre cinq à six minutes. Égaliser les niveaux intérieur et extérieur en soulevant l'uréomètre. Faire la lecture. Noter le nombre de centimètres cubes trouvés.

19. Laver le tube avec soin et recommencer un dosage avec un volume connu de la solution titrée d'urée. Noter le nouveau nombre trouvé.

CALCUL.

Soient n, le nombre de centimètres cubes d'azote obtenus dans le dosage de l'urée du sang;

n', le nombre de centimètres cubes obtenus dans le dosage de la solution titrée d'urée.

p, le poids d'urée contenu dans la prise d'essai de la solution titrée d'urée. On aura :

$$\frac{n \times p}{n'} = \text{P},$$

poids de l'urée contenue dans la prise d'essai du sang.

On rapportera cette quantité à 1 000 grammes en multipliant par un facteur approprié.

INTERPRÉTATION DU RÉSULTAT.

POIDS D'URÉE CONTENU DANS 1 000 GRAMMES DE SANG (Picard).			
Sang normal.........	0gr,250		
Fièvre inflammatoire.	0gr,247	Maladie de Bright	avec délire...... 0gr,700
— pernicieuse....	0gr,228		avec amaurose, coma 1gr,500
Rhumatisme aigu.....	0gr,272		avec œdème (sans accidents) 0gr,769
Anémie	0gr,244		le même œdème disparu 0gr,215
Pléthore	0gr,115		sans œdème, urines non albumineuses...... 0gr,370
Glycosurie et albuminurie.............	0gr,18		
Choléra	0gr,70		

XII. — GLUCOSE.

PRÉPARATION DE LA LIQUEUR DE FEHLING. — SON TITRAGE.

SOLUTIONS.

1. Liqueur de Fehling.

a { Sulfate de cuivre pur. 34^{gr},65
Eau distillée........ 300^{cc}

b { Tartrate double de potasse et de soude. 173 gr.
Soude caustiqué..... 80 gr.
Eau distillée........ 500^{cc}

Introduire les solutions a et b dans un ballon jaugé d'un litre. Agiter et ajouter :

c | Eau distillée.. Q. S. p. 1 000^{cc}

1^{cc} de cette solution est réduit *théoriquement* par 5 milligrammes de glucose.

2. Solution de glucose.

{ Glucose pur cristallisé dans l'alcool et séché à l'étuve............ 5 gr.
Eau distillée.......... 1 000^{cc}

1^{cc} de cette solution réduit théoriquement 1^{cc} de liqueur de Fehling.

3. Solution de ferrocyanure acétique.

{ Ferrocyanure de potassium............... 1 gr.
Acide acétique........ 5^{cc}
Eau distillée.......... 10^{cc}

APPAREIL. | Burette de Mohr.

XII. — **GLUCOSE** (*Suite*).

TITRAGE DE LA LIQUEUR DE FEHLING.

Pour titrer la liqueur de Fehling, on opérera de la façon suivante :

MODE OPÉRATOIRE.

1. Introduire dans un matras 20ᶜᶜ de liqueur de Fehling.
2. Ajouter 40ᶜᶜ d'eau distillée environ.
3. Porter à l'ébullition.
4. Verser, sans interrompre l'ébullition, la solution de glucose, au moyen de la burette de Mohr, jusqu'à décoloration complète.
5. Essayer, à ce moment, si une goutte de la liqueur colore en rose une goutte de ferrocyanure acétique placée sur une assiette. Continuer de verser la solution de glucose jusqu'à ce qu'on obtienne une coloration légèrement rosée.
6. Noter le nombre de centimètres cubes employés.

CALC

Soit n le nombre de centimètres cubes de solution de glucose employés, on aura :

$$\frac{n \times 0,005}{20} = \text{Glucose nécessaire pour réduire } 1^{cc}$$

de liqueur de Fehling.

OBSERVATION. Ce chiffre sera inscrit sur l'étiquette et sera le titre de la liqueur de Fehling.

XII. — **GLUCOSE** (*Suite*).

DOSAGE DU GLUCOSE.

SOLUTIONS ET RÉACTIFS.
Liqueur de Fehling titrée (Voy. p. 41).
Solution de ferrocyanure acétique (Voy. p. 41).
Solution de glucose pur (Voy. p. 41).
Lessive de soude.
Acide acétique.

APPAREILS. | Deux burettes de Mohr.

MODE OPÉRATOIRE.

1. Introduire dans une capsule en porcelaine de 300^{cc} environ 150^{cc} d'eau distillée; ajouter IV gouttes d'acide acétique, porter à l'ébullition.
2. Verser dans le liquide en ébullition 25 grammes de sang préalablement pesé dans un petit vase. Rincer le vase avec soin ; ajouter les eaux de lavage. Délayer avec un agitateur.
3. Filtrer pour séparer le coagulum. Le traiter à plusieurs reprises par l'eau bouillante.
4. Réunir les eaux d'épuisement. Évaporer dans une capsule au volume de 30^{cc} environ.
5. Verser le liquide ainsi concentré dans une fiole jaugée de 50^{cc}. Ajouter les eaux de lavage de la capsule. Laisser refroidir. Compléter le volume avec de l'eau distillée.
6. Introduire 10^{cc} de liqueur de Fehling dans une capsule en porcelaine de 250^{cc} environ.
7. Ajouter quelques gouttes de lessive de soude, puis 40^{cc} d'eau environ.
8. Porter à l'ébullition.
9. Verser sans interrompre l'ébullition, au moyen de la burette de Mohr, la solution contenant le glucose, jusqu'à décoloration complète de la liqueur cuivrique.

XII. — **GLUCOSE** (*Suite*).

<table>
<tr><td>MODE
OPÉRATOIRE
(*Suite*).</td><td>

10. Essayer, à ce moment, si tout le cuivre est précipité par des touches avec le ferrocyanure acétique (Voy. p. 42, § 5).

11. Noter le nombre de centimètres cubes employés (2ᵉ cas).

Dans le cas où le sang en expérience est normal, la quantité de glucose qu'il contient est insuffisante pour décolorer les 10ᶜᶜ de liqueur de Fehling.

12. Une portion seulement de la liqueur ayant été réduite, sans interrompre l'ébullition, verser goutte à goutte au moyen d'une autre burette la solution titrée de glucose, jusqu'à décoloration complète (essayer à la touche avec le ferrocyanure acétique).

13. Noter le nombre de centimètres cubes de liqueur titrée de glucose employés (1ᵉʳ cas).

</td></tr>
</table>

XII. — **GLUCOSE** (*Suite*).

CALCUL.

1er cas.

Soient n le nombre de centimètres cubes de glucose employés ;
t le titre de la liqueur de Fehling.

On aura :

$t \times n = p$, poids de glucose nécessaire pour réduire l'excès de liqueur de Fehling ;

d'où

$10\,t - p = P$, poids de glucose contenu dans 25^{cc} du sang analysé,

et

$P \times 40 = x$, poids de glucose contenu dans 1 000 grammes de sang.

2e cas.

Soient n le nombre de centimètres cubes de liqueur sucrée employés ;
t le titre de la liqueur.

On aura, la liqueur sucrée étant étendue au double du volume du sang :

$$\frac{n}{2} = n',$$

d'où

$$\frac{10\,t \times 1\,000}{n'} = P, \text{poids du glucose contenu}$$

dans 1 000 grammes de sang.

INTERPRÉTA - TION DU RÉSULTAT.

La quantité de glucose contenue dans le *sang normal* varie entre 1 et 2 grammes pour 1 000.
Dans le diabète, elle peut atteindre 5 grammes et plus par kilogramme de sang.

NOTA.

Le chiffre obtenu exprime en glucose l'ensemble des substances réductrices solubles qui peuvent exister dans le sang.

XIII. — **EXAMEN DES TACHES DE SANG.**

RECHERCHE MICROCHIMIQUE DU SANG.

SOLUTIONS ET RÉACTIFS.

Solution de chlorure de sodium. { Chlorure de sodium. $0^{gr},10$ / Eau distillée........ 100^{cc}

Ammoniaque pure.

Acide acétique cristallisable.

APPAREILS.

Lampe à alcool.

Microscope.

MODE OPÉRATOIRE.

1. Prélever un petit échantillon de la substance sur laquelle est la tache de sang.
2. Faire macérer pendant deux heures environ dans un verre de montre contenant 5^{cc} d'eau environ et 1^{cc} d'ammoniaque.
3. Placer sur une lame porte-objet II gouttes du liquide sanguin et I goutte de la solution de chlorure de sodium.
4. Évaporer doucement à une température qui ne doit pas dépasser 45°.
5. Couvrir d'une lamelle. Placer I goutte d'acide acétique sur le bord de la lamelle de façon à ce qu'elle pénètre dans la préparation par capillarité.
6. Chauffer à feu nu sur une lampe à alcool en remplaçant au fur et à mesure l'acide acétique qui s'évapore.
7. Volatiliser ainsi III gouttes. Porter à l'ébullition. Laisser refroidir.
8. Examiner au microscope avec un assez fort grossissement.

XIII. — **EXAMEN DES TACHES DE SANG** (*Suite*).

Il se forme sur les bords et les coins de la lamelle des cristaux bruns, courts, épais, à arètes vives, du système clinorhombique, rarement aiguillés ou fusiformes, quelquefois en étoile ou en rosette. Dimensions variant de 1 à 30 μ, comprises en général entre 1 et 3 μ.

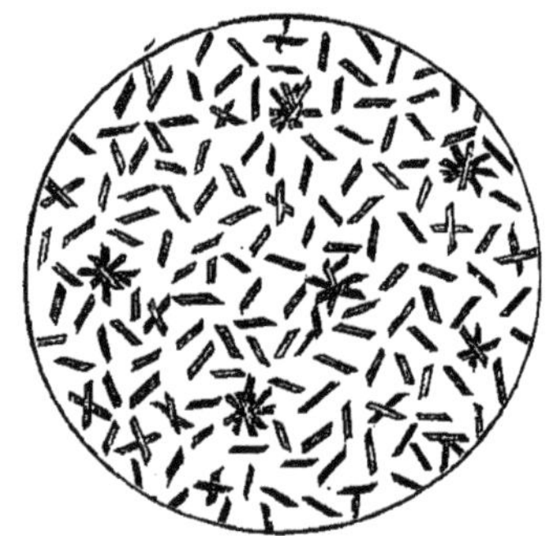

Fig. 4. — Sang (cristaux d'hémine).

Insolubles dans l'eau, l'alcool, l'éther, l'acide acétique.

Solubles dans la potasse, la soude, l'ammoniaque.

III. — SUC GASTRIQUE

I. — ÉLÉMENTS NORMAUX ET CARACTÈRES
A DÉTERMINER
DANS L'ANALYSE D'UN SUC GASTRIQUE.

RECHERCHES.
  - 1. Acide chlorhydrique libre.
  - 2. Peptones.
  - 3. Acides gras.

DOSAGES A EFFECTUER.
  - 4. Acidité totale.
  - 5. Chlore total.
  - 6. Acide chlorhydrique libre.
  - 7. Acide chlorhydrique combiné organique.
  - 8. Chlore minéral fixe.

II. — ACIDE CHLORHYDRIQUE LIBRE.

RECHERCHE DE L'ACIDE CHLORHYDRIQUE LIBRE.

RÉACTIF. { Réactif de Gunzburg. { Phloroglucine.............. 2 gr. / Vanilline................. 1 gr. / Alcool à 96°.............. 30 gr.

APPAREIL. | Bain-marie à niveau constant.

MODE OPÉRATOIRE.
1. Verser IV gouttes du suc gastrique à examiner, après l'avoir filtré, dans une très petite capsule en porcelaine.
2. Ajouter IV gouttes du réactif de Gunzburg. Mélanger avec un petit agitateur en verre.
3. Placer la capsule sur un bain-marie d'eau bouillante et évaporer son contenu à siccité.

INTERPRÉTATION DU RÉSULTAT. Le résidu est : { Jaune ou jaune rougeâtre .... { Pas d'acide chlorhydrique libre. / Coloré en *rouge*. *Acide chlorhydrique libre.*

III. — PEPTONES.

RECHERCHE DES PEPTONES.

SOLUTIONS ET RÉACTIFS.	Solution de sulfate de cuivre. { Sulfate de cuivre pur.. 30 gr. / Eau distillée.......... 100^{cc} } Lessive de soude pure.	

MODE OPÉRATOIRE.

1. Verser dans un petit tube à essai 1^{cc} environ de suc gastrique préalablement filtré.
2. Ajouter I goutte de la solution de sulfate de cuivre, après l'avoir diluée au dixième environ.
3. Ajouter III ou IV gouttes de lessive de soude. Agiter très légèrement.

INTERPRÉTA-TION DU RÉSULTAT.

Il se produit { une coloration bleue.. Pas de peptones. / une *coloration rose violacé* (réaction de Piotrowsky) .... *Peptones.* }

IV. — ACIDES GRAS.

RECHERCHE DES ACIDES GRAS.

RÉACTIF. { Réactif d'Uffelman. { Phénol pur............. 4 gr.
Eau distillée............ 100cc
Perchlorure de fer officinal I goutte.

MODE OPÉRATOIRE. {

1. Placer dans un tube à essai 10cc environ du réactif d'Uffelman.
2. Ajouter quantité suffisante d'eau distillée pour obtenir une teinte violet faible.
3. Ajouter un demi-centimètre cube environ de suc gastrique préalablement filtré.

INTERPRÉTATION. { La liqueur {

se décolore....... Acide chlorhydrique.

prend une teinte jaune-citron.... { Acide lactique ou lactates.

prend une coloration jaune sale. } Acides gras divers.

V. — ACIDITÉ TOTALE.

DOSAGE DE L'ACIDITÉ TOTALE (Hayem-Winter).

SOLUTIONS ET RÉACTIFS.

> Solution décinormale de soude.
> > Soude caustique pure.   4 gr.
> > Eau distillée.. Q. S. p.   1 000ᶜᶜ
>
> $1^{cc} = 0^{gr}00365$ d'acide chlorhydrique.
>
> Solution alcoolique de phénol-phtaléine.

APPAREIL. | Burette de Mohr.

MODE OPÉRATOIRE.

1. Filtrer une certaine quantité du liquide à analyser (25^{cc} environ).
2. Prélever au moyen d'une pipette 5^{cc}. Introduire dans un petit verre à précipiter.
3. Ajouter III gouttes de la solution de phénol-phtaléine.
4. Verser goutte à goutte, au moyen de la burette, la solution décinormale de soude jusqu'à coloration rosée de la liqueur.
5. Noter le nombre de centimètres cubes employés.

CALCUL.

> Soit n le nombre de centimètres cubes de liqueur employés. On aura :
>
> $n \times 0,00365 = p$, poids d'acide chlorhydrique contenu dans 5^{cc} de suc gastrique,
>
> et
>
> $p \times 200 = A$, acidité totale en acide chlorhydrique de 1 000ᶜᶜ de suc gastrique.

VI. — **CHLORE TOTAL.**

DOSAGE DU CHLORE TOTAL (Hayem-Winter).

SOLUTIONS ET RÉACTIFS.
- Solution titrée de nitrate d'argent (Voy. p. 31).
- Solution de chromate de potasse (Voy. p. 31).
- Acide azotique.
- Carbonate de soude pur.
- Carbonate de chaux pur.

APPAREILS.
- Burette de Mohr.
- Bain-marie à niveau constant.

MODE OPÉRATOIRE.

1. Prélever, au moyen d'une pipette, 5^{cc} de suc gastrique filtré.
2. Placer dans une petite capsule de porcelaine de 20^{cc} de capacité environ.
3. Ajouter $0^{gr},50$ environ de carbonate de soude (*exempt de chlorures*).
4. Évaporer à siccité au bain-marie d'eau bouillante. Laisser refroidir.
5. Ajouter quelques gouttes d'acide azotique. Évaporer à siccité.
6. Placer la capsule sur une toile métallique et chauffer doucement avec un bec de Bunsen pour faire déflagrer le nitrate de soude formé.
7. Répéter cette opération jusqu'à ce qu'on ait obtenu un liquide parfaitement limpide, se prenant en une masse blanche par refroidissement.
8. Laisser refroidir. Reprendre le résidu par un peu d'eau et la plus petite quantité possible d'acide azotique.
9. Placer la liqueur ainsi obtenue dans un vase à précipiter de 100^{cc} environ. Y joindre les eaux de lavage de la capsule.

VI. — **CHLORE TOTAL** (*Suite*).

MODE OPÉRATOIRE (*Suite*).

10. Ajouter un léger excès de carbonate de chaux (*exempt de chlorures*) pour saturer l'acide azotique qui peut être en liberté.
11. Ajouter IV gouttes de la solution de chromate de potasse.
12. Verser, au moyen de la burette de Mohr, la solution de nitrate d'argent jusqu'à apparition d'une coloration rougeâtre ne disparaissant pas par agitation.
13. Noter le nombre de centimètres cubes de liqueur employés.

CALCUL.

Soit n le nombre de centimètres cubes de liqueur titrée de nitrate d'argent employés. On aura :

$$n \times 0,001 = p,$$ poids de chlorure de sodium contenu dans 5^{cc} de suc gastrique,

et

$$p \times 200 = T,$$ poids de chlore total contenu dans $1\,000^{cc}$ de suc gastrique exprimé en chlorure de sodium.

On exprimera ce résultat en acide chlorhydrique et pour cent au moyen de la formule suivante :

$$n \times 0,000629 \times 20 =$$ Chlore total contenu dans 100^{cc} de suc gastrique exprimé en acide chlorhydrique.

VII. — ACIDE CHLORHYDRIQUE LIBRE.

DOSAGE DE L'ACIDE CHLORHYDRIQUE LIBRE (Hayem-Winter).

SOLUTIONS ET RÉACTIFS.
- Solution titrée de nitrate d'argent (Voy. p. 31).
- Solution de chromate de potasse (Voy. p. 31).
- Acide azotique.
- Carbonate de soude pur.
- Carbonate de chaux pur.

APPAREILS.
- Burette de Mohr.
- Bain-marie à niveau constant.

MODE OPÉRATOIRE.

1. Prélever, au moyen d'une pipette, 5^{cc} de suc gastrique filtré.
2. Placer dans une petite capsule de 20^{cc} environ.
3. Évaporer à siccité au bain-marie d'eau bouillante.
4. Ajouter $0^{gr},50$ environ de carbonate de soude (exempt de chlorures) et quelques gouttes d'eau.
5. Évaporer à siccité. Laisser refroidir. Ajouter quelques gouttes d'acide azotique. Évaporer à nouveau.
6. Opérer pour la suite comme il est dit page 53, § 6 à 13.

CALCUL.

Soient n le nombre de centimètres cubes de liqueur de nitrate d'argent employés ;

T le poids de chlorure de sodium du chlore total. On aura :

$n \times 0,001 = p$, poids du chlorure de sodium de 5^{cc} de suc gastrique,

$p \times 200 = P$, poids de chlorure de sodium contenu dans $1\,000^{cc}$ de suc gastrique,

et

$T - P = H$, poids de l'acide chlorhydrique libre calculé en c lorure de sodium.

VIII et IX. — CHLORE COMBINÉ ORGANIQUE ET CHLORE FIXE.

DOSAGE DU CHLORE FAIBLEMENT COMBINÉ ET DU CHLORE MINÉRAL FIXE (Hayem-Winter).

SOLUTIONS ET RÉACTIFS.
- Solution titrée de nitrate d'argent (Voy. p. 31).
- Solution de chromate de potasse (Voy. p. 31).
- Acide azotique.
- Carbonate de chaux pur.

APPAREILS.
- Burette de Mohr.
- Bain-marie à niveau constant.

MODE OPÉRATOIRE.

1. Prélever, au moyen d'une pipette, 5^{cc} de suc gastrique filtré.
2. Placer dans une petite capsule de porcelaine de 20^{cc} de capacité environ.
3. Évaporer à siccité au bain-marie d'eau bouillante.
4. Placer la capsule sur un triangle en terre de pipe. Chauffer légèrement pour calciner le résidu (ne pas chauffer au delà du rouge sombre).
5. Laisser refroidir. Reprendre le résidu par un peu d'eau et quelques gouttes d'acide azotique (rincer la capsule avec soin).
6. Placer les liqueurs ainsi obtenues dans un verre à précipiter de 100^{cc} environ.
7. Faire le dosage comme il est dit pour le chlore total (p. 54, § 10 à 13).

VIII et IX. — CHLORE COMBINÉ ORGANIQUE ET CHLORE FIXE (*Suite*).

CALCULS.

Calcul du chlore minéral fixe.

Soit n le nombre de centimètres cubes de liqueur titrée de nitrate d'argent employés. On aura :

$n \times 0,001 = p$, poids du chlorure de sodium du chlore minéral fixe de 5^{cc} de suc gastrique,

et

$p \times 200 = F$, chlore minéral fixe pour 1 000^{cc} de suc gastrique, calculé en chlorure de sodium.

Calcul du chlore combiné organique.

Soient P le poids de chlore restant après évaporation ;

F le poids de chlore minéral fixe. On aura :

$P - F = C$, chlore combiné organique pour 1 000^{cc} de suc gastrique, calculé en chlorure de sodium.

X. — INTERPRÉTATION ET EXPOSÉ DES DOSAGES ET RECHERCHES EFFECTUÉS DANS UN SUC GASTRIQUE
(Hayem).

CHIFFRES NORMAUX MOYENS EXPRIMÉS EN ACIDE CHLORHYDRIQUE POUR 100^{cc} DE SUC GASTRIQUE.	
	gr.
Acidité totale, A	0,189
Acide chlorhydrique libre, H	0,044
— chlorhydrique combiné organique, C	0,168
Chlorhydrie, H + C	0,212
Chlore total, T	0,321
Chlore minéral fixe, F	0,109
Coefficient $\dfrac{A-H}{C}$	0,86
Coefficient $\dfrac{T}{F}$	3
Acide chlorhydrique libre	Recherche positive.
Peptones	Recherche positive.
Acides gras	Petite quantité.

IV. — CALCULS BILIAIRES

I. — ÉLÉMENTS NORMAUX ET RÉACTIONS D'IDENTITÉ A DÉTERMINER DANS L'EXAMEN D'UN CALCUL BILIAIRE.

RECHERCHES.
{
1. Caractères physiques.
2. Cholestérine.
3. Pigments biliaires.
}

II. — **CARACTÈRES PHYSIQUES.**

VOLUME.
> Le volume des calculs peut varier entre la grosseur d'un grain de chènevis et celle d'un œuf de pigeon. Ceux qu'on rencontre le plus fréquemment sont gros comme une lentille ou un petit pois.

ASPECT.
> Ovoïde, le plus souvent polyédrique, presque géométrique.
> Faces planes, régulières, polies, usées par le frottement (fig. 5.).

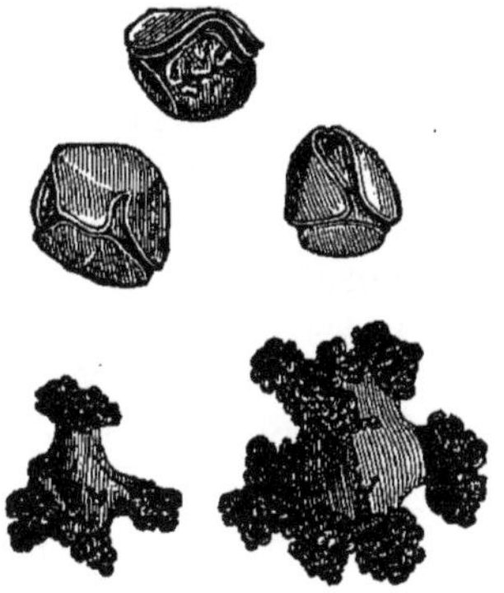

Fig. 5. — Calculs biliaires.

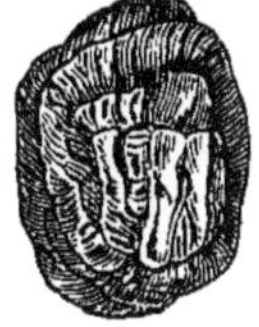

Fig. 6. — Calculs de cholestérine.

COULEUR.

Varie du blanc au brun plus ou moins foncé.

Blanc cireux ou nacré.

Calcul de cholestérine: le noyau est souvent formé de concrétions pigmentaires jaunes ou brun foncé (fig. 6).

Jaune ou brun.

Calcul pigmentaire.

DENSITÉ. Les calculs sont :

Légers. | *Calculs de cholestérine.*
Lourds. | *Calculs pigmentaires.*

III. — **CHOLESTÉRINE.**

RECHERCHE DE LA CHOLESTÉRINE.

RÉACTIFS.
{ Chloroforme pur.
{ Acide sulfurique pur.

MODE OPÉRATOIRE.

1. Laver le calcul dans de l'eau. Essuyer avec soin.
2. Détacher un fragment de la grosseur d'une lentille au moyen d'un canif. Pulvériser la substance le mieux qu'il sera possible.
3. Prélever environ la moitié du produit pulvérisé. Introduire dans un petit tube à essai.
4. Ajouter du chloroforme pur de façon à obtenir une couche d'environ 3 centimètres de hauteur. Agiter pour favoriser la dissolution.
5. Ajouter de l'acide sulfurique en quantité égale à la moitié du chloroforme.
6. Balancer le tube entre les doigts en le maintenant par l'extrémité inférieure, pour favoriser les échanges entre les deux couches qui se sont formées.
7. Le chloroforme qui est à la partie supérieure prend une coloration *jaune* puis *rouge*.
8. Ajouter une goutte d'eau distillée. La solution se décolore, puis reparaît par agitation.

INTERPRÉTATION DU RÉSULTAT.

On abandonne le tube à lui-même pendant un certain temps.
La coloration, *rouge* d'abord, passe au *violet*, puis au *bleu* et s'éteint dans le gris. } *Cholestérine.*

IV. — MATIÈRES COLORANTES BILIAIRES.

RECHERCHE DES MATIÈRES COLORANTES BILIAIRES.

RÉACTIFS.
{ Acide azotique nitreux.
{ Chloroforme pur.

MODE OPÉRATOIRE.

1. Dans un tout petit tube à essai bien sec, placer une très petite quantité de la poudre provenant du calcul à essayer.
2. Ajouter du chloroforme de façon à avoir une hauteur de liquide de 2 centimètres environ.
3. Agiter pour favoriser la dissolution.
4. Ajouter I goutte d'acide azotique nitreux.
5. L'acide azotique reste à la surface et prend une teinte rouge due à la cholestérine. Agiter très doucement.

INTERPRÉTATION DU RÉSULTAT.
Le chloroforme se colore en *vert*, puis en *jaune*. { *Matières colorantes biliaires.*

OBSERVATION.
Les corps, autres que les calculs, ayant séjourné dans l'intestin, sont imbibés de bile et fournissent aussi cette réaction.

TABLE DES MATIÈRES

III. — SUC GASTRIQUE.

IV. — CALCULS BILIAIRES.

7086-03. — Corbeil. Imprimerie Éd. Crété.

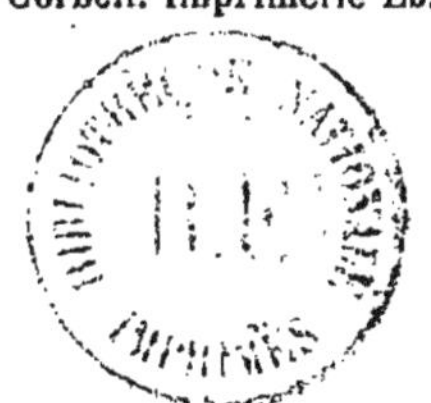